DES ACCIDENTS FÉBRILES QU'ON REMARQUE CHEZ LES HYSTÉRIQUES

DES

ACCIDENTS FÉBRILES

QU'ON REMARQUE

CHEZ LES HYSTÉRIQUES

PAR

LE Dr J. GAGEY

Ancien élève des Hôpitaux de Paris

Médaille de bronze en 1868

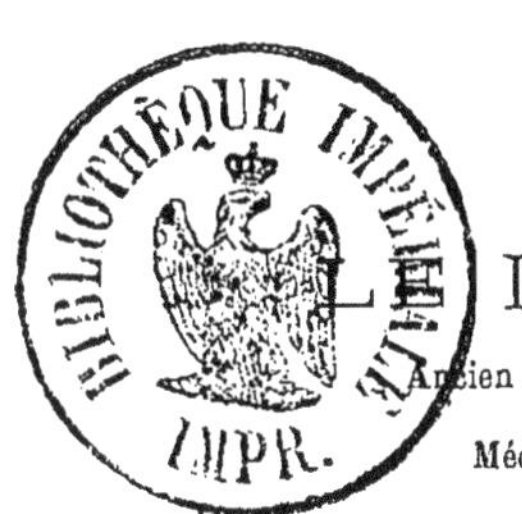

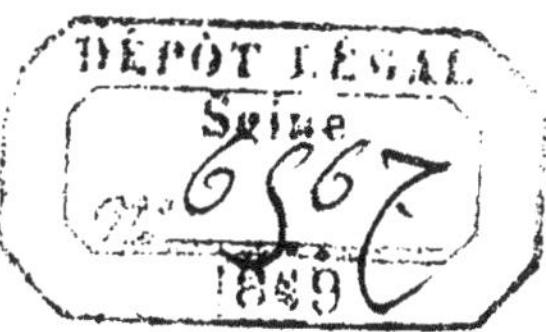

PARIS

LEFRANÇOIS, LIBRAIRE-ÉDITEUR

RUE CASIMIR-DELAVIGNE, 9

1869

DES ACCIDENTS FÉBRILES QU'ON REMARQUE CHEZ LES HYSTÉRIQUES.

INTRODUCTION.

Dans le sujet que je choisis, n'ayant pu réunir un nombre d'observations suffisant et capable d'élucider d'une façon complète un point de la science encore obscur et sur lequel les auteurs sont loin d'être d'accord, je m'occuperai surtout de rechercher les opinions des médecins qui ont écrit sur l'hystérie, et en particulier sur l'état fébrile qui parfois complique cette névrose, j'essayerai, tout en réunissant ces opinions d'expliquer ce qui en a causé la divergence et de faire valoir celle qui me paraît la meilleure; j'espère pouvoir ainsi peut-être rendre le travail plus facile à ceux qui, plus tard, voudront mieux approfondir cette intéressante question. C'est là le but principal que je me propose: heureux si je puis y parvenir.

HISTORIQUE.

N'ayant point la prétention de créer un mot nouveau, mais ne voulant pas non plus adopter une expression vieillie qui ne peût qu'apporter de la confusion dans l'esprit, j'intitule simplement ma thèse : *Des accidents fébriles qu'on remarque chez les hystériques.* Je repousse le mot de *fièvre nerveuse*, parce qu'il a été en quelque sorte consacré dans les nomenclatures anciennes pour désigner une des variétés de cette pyrexie continue, grave, qu'on appelle *typhoïde*.

Ouvrons en effet le *Compendium de médecine pratique*, à l'excellent acticle *Fièvre*, et jetons un coup d'œil sur les différentes classifications des maîtres : nous lisons tout d'abord : « Fièvre continue putride : Synonymie : Synochus putris, Galien, Fernel, Fortis, Sennert, Bellini; febris critica simplex Quesnœi ; fièvre adynamique de Pinel ; fièvre nerveuse, etc. » Et plus loin, nous voyons que les fièvres nerveuses ou ataxiques se divisent en « 1° Fièvres nerveuses aiguës simples, dont les espèces sont la frénésie, la fièvre soporeuse, l'hydrophobie, la fièvre nerveuse aiguë des femmes en couches ; 2° Fièvres nerveuses aiguës, produites par la contagion, et qui renferment comme espèces principales : la suette anglaise, la peste aiguë, la fièvre nerveuse putride (febris pestilentialis, Grant), la peste ; 3° enfin Fièvres lentes vermineuses, dans lesquelles il faut distinguer : A. La fièvre nerveuse simple (febris hectica de Willis), (fièvre lente nerveuse d'Huxham), (fièvre lente maligne de Vogel). B. La fièvre nerveuse compliquée d'exanthèmes, tels que variole, rougeole, scarlatine, miliaire, et la fièvre nerveuse compliquée de l'inflammation d'un parenchyme. C. La fièvre nerveuse compliquée de dysenterie. »

Cullen faisant deux espèces de typhus, un typhus pétéchial, et un typhus ictérode ou fièvre jaune, comprenait dans le premier : la fièvre maligne hectique, ou fièvre nerveuse convulsive de Willis, la fièvre pestilentielle de Fracastor et de Forestus, la fièvre putride nerveuse de Wintringham, la fièvre nerveuse d'Huxham, la fièvre contagieuse de Lind, la fièvre maligne avec assoupissement, la fièvre nerveuse rémittente de Manget.

Pour Boerhaave la fièvre putride résulte de la combinaison de la fièvre lente nerveuse et de la fièvre inflammatoire.

Pinel, dans son traité célèbre de *Nosologie médicale*, reconnaît six ordres de fièvres essentielles : 1° La fièvre angiotémique ou inflammatoire; 2° la fièvre méningo-gastrique ou bilieuse; 3° la fièvre adéno-méningée ou muqueuse; 4° la fièvre adynamique ou putride; 5° la fièvre ataxique ou maligne; 6° la fièvre adéno-nerveuse ou pestilentielle.

Nous voyons déjà par cette énumération des auteurs anciens quelle place importante la fièvre nerveuse tenait dans leurs classifications, que si le plus souvent elle servait à désigner l'ataxie fébrile, il n'en était pas toujours ainsi, et que parfois elle comprenait sous une même dénomination des états morbides très-différents les uns des autres dans leurs variétés.

Mais là ne se bornent pas les raisons qui nous portent à rejeter l'expression de fièvre nerveuse. La confusion dont nous venons de parler n'a pas cessé avec les modernes : les meilleurs écrivains étrangers, particulièrement ceux d'outre-Rhin, continuent à appeler fièvre nerveuse une des formes de la typhoïde ou du typhus abdominal; c'est ainsi que Niemeyer dans son *Traité de pathologie interne*, devenu avec tant de justice aussi classique en France qu'en Allemagne, dit dans sa symptomatologie du typhus abdominal : « Beaucoup de malades, arrivés au deuxième septenaire, restent continuellement couchés sur le dos, presque sans faire de mouvements; si on les couche sur le côté, le tronc et les membres obéissent à la pesanteur sans que les malades essaient de changer une position même incommode pour eux; les selles et les urines s'échappent involontairement; l'expression de la face devient de plus en plus stupide. De temps à autre seulement le mouvement tremblotant des lèvres, ou quelques paroles inintelligibles, murmurées par les malades, annoncent que les fonctions psychiques ne sont pas chez eux complétement éteintes. »

C'est à cet ensemble de phénomènes morbides que le célèbre professeur de Tubingen donne le nom de *febris nervosa stupida.* Il distingue encore une autre forme de fièvre nerveuse (*febris nervosa versatilis*) caractérisée, dit-il, en ce sens que « les malades sont agités par des rêves continuels, qu'ils remuent sans cesse, jettent la couverture au pied du lit toutes les fois qu'on la remet sur eux, cherchent à se lever et à s'échapper, prononcent à voix haute ou à voix basse des paroles incohérentes, se mettent en colère lorsqu'on les retient ou qu'on leur oppose une résistance quelconque. »

J'ai cru bien faire de rapporter ce résumé des symptômes de la fièvre nerveuse telle que l'entend Niemeyer, parce que c'est ainsi que l'ont comprise également dans leurs écrits la plupart des auteurs anciens et modernes, français et étrangers. C'est ainsi, par exemple, qu'on trouve encore dans les archives de médecine, deuxième série, t. I, année 1833, la fièvre nerveuse mentionnée dans le même sens par Ruef (Mémoire publié sur la clinique du professeur Lobstein). Là, l'auteur déclare sans détour qu'il entend désigner par ce nom la maladie nommée *fièvre asthénique*, par Brown, *fièvre avec faiblesse*, par Richter, *typhus*, par les anciens, *fièvre typhoïde*, par Louis, *fièvre ataxique*, par Pinel, *fièvre grave*, par M. Andral, *gastro-entérite*, par Broussais, *dothiénenterie*, par Bretonneau.

Maintenant qu'il me semble avoir suffisamment démontré ce qu'est la fièvre nerveuse et ce que ce mot signifie dans presque tous les livres, je ne vois point pour quelle raison nous continuerions à l'adopter pour désigner un état qui n'a aucun rapport avec les fièvres putrides, malignes, hémitritées, bilieuses, etc., un état qui ne relève que du système nerveux et qui est sous la dépendance intime de la névrose la plus répandue qui soit, je veux parler de l'hystérie.

Cet état fébrile dont Baillou, Rivière, Pomme, Morgagni, Hoffmann, Tissot ont parlé et qu'ils ont désigné sous le nom peut-être un peu systématique de *fièvre hystérique* fut mis naturellement en doute à l'événement de la doctrine physiologique de Broussais qui eut pour résultat, comme on le sait, d'effacer entièrement les fièvres du cadre pathologique en les ramenant toutes au mouvement fébrile symptomatique de l'irritation inflammatoire : on pensa dès lors que l'utérus et les ovaires pris de phlogose pouvaient amener une réaction de laquelle résultait un état fébrile qui perdait, suivant cette manière de voir, son caractère d'essentialité.

L'anatomisme moderne a beaucoup discuté contre la réalité de cette fièvre ou pour mieux dire contre son existence sans lésions matérielles. Chomel a attribué tous les faits de ce genre dont il a été témoin à la dyspepsie acide faute de pouvoir mieux faire, car c'est, avoue-t-il, une maladie n'ayant été décrite nulle part, n'ayant pas même de nom sous lequel on l'ait désignée.

La confusion des affections différentes auxquelles, ainsi que nous venons de le voir, le nom de fièvre nerveuse a été appliqué, n'a pas peu contribué à augmenter le nuage dont celle-ci a été et reste encore enveloppée.

« Souvent on a confondu, dit Sandras, la véritable fièvre nerveuse avec les affections connues sous ce nom, et on a trouvé que l'essentialité nerveuse de la maladie était insoutenable, en présence des altérations matérielles considérables constatées sur les malades et sur les cadavres. Mais la confusion des noms ne doit pas entraîner la négation de la chose. L'observation et le raisonnement me rangent dans la classe de ceux qui croient qu'un trouble de fonctions n'implique pas toujours comme point de départ un désordre matériel organique; j'admets qu'une fonction dérangée, *exagérée*, dénaturée, oblitérée constitue aussi une cause essentielle, une véritable nature de la maladie.

« Dès que l'observation des faits eut remplacé les idées spéculatives, dit à son tour Briquet, dans son remarquable traité sur l'hystérie, il a été facile de constater chez les hystériques un état fébrile qui ne résultait pas non-seulement de l'existence des phlegmasies utérines, mais même de celle d'une altération matérielle des organes appréciable à nos sens. Un pareil état fébrile n'est certainement pas commun, ajoute-t-il, mais dans les observations que j'ai prises, il s'est trouvé une vingtaine de femmes au moins, qui, à une certaine période de leur maladie hystérique avaient été prises d'une maladie fébrile grave qu'on avait regardée bientôt comme une fièvre typhoïde dont la durée avait été de trois à quatre mois et quelquefois plus, et qui avaient présenté comme phénomènes saillants beaucoup de céphalalgie, fréquemment un délire extrême et très-prolongé, de temps en temps des convulsions hystériques ou une série variée et souvent répétée de spasmes de toute espèce ; après cette maladie, il était resté un état de faiblesse extrême, des anesthésies et des hyperesthésies, ou des paralysies des membres supérieurs qui avaient duré plusieurs mois; pendant tout le temps de la maladie, les malades avaient été en proie à une fièvre continue très-vive et les fonctions digestives avaient été suspendues. Enfin chez ces vingt malades aucune n'avait péri, quoique les accidents cérébraux eussent été infailliblement suivis de la mort, si les malades eussent été prises de méningite d'encéphalite ou de fièvre typhoïde ordinaire. » Je rapporterai plus loin une observation recueillie dans le service de mon excellent maître, M. Potain, qui confirme parfaitement cette manière de voir.

C'est ce même état fébrile que Beau désigne sous le nom de dothiénentérie, expression qui montre combien sa ressemblance avec la fièvre typhoïde est grande, et combien il est facile de s'en laisser imposer et de commettre une erreur de diagnostic ; c'est cet état enfin qui fait partie des symptômes de ce que M. Bouchut a appelé dans ces derniers temps, nervosisme. Graves, qui l'avait observé sous une autre forme, le fait connaître sous le titre de fièvre intermittente des femmes nerveuses. Sandras , dans son traité des maladies nerveuses ou vapeurs distingue : les fièvres nerveuses accidentelles, et les fièvres nerveuses chroniques, marasme nerveux de Robert Whytt. Mais au fond toutes ces dénominations diverses ont un lien commun : l'état morbide qu'elles veulent désigner est la plupart du temps sous la dépendance de l'affection hystérique.

Cependant il s'en faut que ce principe soit admis par tous : De nombreuses objections ont été soulevées de la part des auteurs qui ont essayé de séparer complétement l'hystérie de ce qu'on appelle l'état nerveux. Pour ces auteurs l'hystérie est et doit rester une névrose essentiellement apyrétique et tous les cas où l'on a observé des accidents fébriles doivent appartenir à l'état nerveux. « L'hystérie névrose, convulsive, apyrétique, ne pourra jamais, dans aucun cas, se rapprocher de l'état nerveux aigu (Bouchut). Mais avant d'aller plus loin dans la discussion, avant de contrôler les faits où ces accidents fébriles ont été notés, il importe de bien savoir ce que l'on entend par les mots hystérie et état nerveux.

Pour les uns, et je me hâte d'ajouter que je me range parmi ceux-là, l'hystérie est une névrose qui embrasse à peu de choses près, d'après la judicieuse remarque de M. Andral, l'ensemble des affections nerveuses : on comprend dès lors, qu'il soit difficile de donner une définition précise d'un état morbide aussi complet. Je ne puis mieux faire ici que de citer les paroles textuelles de M. Briquet : L'hystérie est une névrose de l'encéphale dont les phénomènes apparents consistent principalement dans la pertubation des actes vitaux qui servent à la manifestation des sensations affectives et des passions. Qu'on prenne un symptôme de l'hystérie, et l'on trouvera toujours son modèle dans l'un des actes qui constituent les manifestations passionnelles. On voit combien cette définition est large et on comprend en la méditant que l'hystérie soit une affection extrêmement fréquente sous tous les climats et dans toutes les classes de la société. Suivant Sydenham elle formerait la moitié des maladies chroniques des femmes.

D'après Briquet le quart des femmes prises en général est atteint d'hystérie, et un peu plus de la moitié d'entre elles sont ou hystériques ou très-impressionnables. Il faut être pénétré de cette vérité, dit-il, pour être toujours en garde contre la possibilité de son intervention dans les maladies, et pour rassurer les femmes qui préoccupées de leurs souffrances se croient gravement malades, tandis qu'elles ne sont réellement atteintes que d'une affection nerveuse.

D'autres sont loin de faire la part aussi grande à l'hystérie. Pour eux, celle-ci est une affection du sentiment, du mouvement, de l'intelligence, affection apyrétique, suivant d'ordinaire une marche chronique, et se montrant sous forme de paroxysmes caractérisés : 1° par un sentiment de constriction et de strangulation à la gorge, souvent précédé ou accompagné de la sensation d'un corps rond montant de l'épigastre ou de quelque autre région vers les parties supérieures (boule hystérique) ; 2° par des convulsions générales d'une irrégularité et d'une violence extrême ; 3° par des troubles variés de la sensibilité, bientôt suivis ; 4° d'un collapsus ou d'une sorte d'état syncopal avec conservation ou suspension des fonctions intellectuelles. En résumé, pour ces auteurs donc on n'est hystérique qu'à la condition d'avoir des attaques convulsives, séparées par des intervalles notables sans altération de la nutrition.

Mais il est vrai qu'ils créent à côté de l'hystérie une autre affection du sentiment, du mouvement et de l'intelligence, celle-ci sans convulsions, n'étant caractérisée par aucun symptôme dominant et dans laquelle on voit se succéder les phénomènes les plus divers et les plus opposés. Le tableau en est si variable, disent les partisans de cette division, qu'il n'y a pas deux malades qui se ressemblent, et chaque malade constitue une variété dans son espèce. C'est cette nouvelle névrose qu'on a décorée de tous les titres qui suivent :

Cachexie nerveuse, marasme, état nerveux (Lorry, Robert Whytt, Pougens).

Affection hystérique (Sydenham).

Vapeurs (Lange).

Névropathie (Malcolm Fleming).

Hystérisme ou hystéricisme (Louyer-Villermay).

Névropathie aiguë cérébro-pneumogastrique (Girard),

Névrospasmie (Brachet).

Névropathie protéiforme (Cerise).

Hyperesthésie générale (Mommeret).

Surexcitation nerveuse (Gillebert d'Hercourt).

État nerveux (Sandras).

Névropallie (Piorry).

Nervosisme (Bouchut).

Mais toutes ces dénominations se rattachent à l'hystérie; seulement elles en constituent la forme vaporeuse ou non convulsive. Cerise qui a pourtant essayé un des premiers, en créant le mot de névropathie protéiforme, de faire deux névroses distinctes de l'hystérie convulsive et de l'hystérie vaporeuse dit lui-même : Nous distinguons dans l'hystérie, d'une part, l'ensemble des symptômes variables qui correspond à la névropathie protéiforme, et, d'autre part, les accès spasmodiques ou convulsifs qui seuls constituent le caractère différenciel de l'hystérie. Faites abstraction des accès et cette névrose se confondra avec la névropathie protéiforme ou avec une des formes de la surexcitation ganglionnaire ; l'hystérie en dehors des accès ne peut être différenciée de l'état nerveux.

Du reste comme le dit fort bien M. le professeur Axenfeld, ce que la définition de l'hystérie faite d'après les auteurs que je viens de citer en dernier lieu gagne en apparente rigueur, elle le perd en exactitude véritable : « Chez bien des hystériques, l'affection du sentiment, du mouvement, de l'intelligence se traduit, dans l'intervalle des accès et même en l'absence de tout paroxysme par un ensemble de troubles fonctionnels *analogue sinon identique* avec celui que l'on connaît sous le nom d'état nerveux. De là, *la nécessité* de faire entrer dans la définition de l'hystérie et la variété la plus anciennement décrite, savoir l'hystérie convulsive (attaques de nerfs, hystérie à attaques) et celle qu'une observation plus précise nous oblige d'y annexer, l'hystérie non convulsive (également appelée hystérie, sensitive, vaporeuse, protéiforme, hystéricisme, etc.).

Dans ces derniers temps, M. Bouchut a publié un livre remarquable, contenant des observations nombreuses, sur l'état nerveux aigu et chronique qu'il propose d'appeler *nervosisme*. Cet auteur distingué ne donne également le nom d'hystérie qu'à la forme convulsive de la maladie, et il déclare que jamais dans aucun cas l'hystérie ne pourra être rapprochée de l'état nerveux aigu qu'il caractérise par la fièvre continue ou remittente, par des malaises et par une grande faiblesse ; de la constipation, quelquefois des nausées, des vomituritions ou des vomissements ; par du ptyalisme, par des étouffements et des palpitations ; par des insomnies, du délire quelquefois, par des troubles sensoriaux plus ou moins prononcés, etc., désordres fonctionnels dont aucune lésion organiqne ne peut rendre compte à moins que le nervosisme aigu ne soit secondaire auquel cas apparaît la trace des altérations anatomiques de la maladie qui a précédé l'apparition de la maladie. Nous verrons plus loin, d'après des observations prises dans le livre de M. Bouchut lui-même si ce rapprochement entre l'hystérie et le nervosisme aigu dont je viens de résumer le tableau est réellement impossible.

Arrivé au nervosisme chronique, l'auteur déclare que sa séparation d'avec la névrose hystérique est plus difficile à effectuer, car *ces deux névroses* également fréquentes chez la femme, offrent différents symptômes communs : néanmoins l'hystérie est une névrose essentiellement convulsive, dans laquelle les larmes, le spasme, les convulsions et la perte de connaissance ayant une forme particulière jouent le principal rôle, tandis que dans le nervosisme les syncopes sont excessivement rares, ainsi que les attaques convulsives qui ressemblent à l'éclampsie et qui ne sont pas toujours accompagnées de la perte de connaissance. L'hystérie donne lieu à une sensation de boule qui remonte de l'épigastre à la gorge, phénomène inconnu chez les nervosiques. Elle revient par accès éloignés, elle est essentiellement apyrétique, tandis que l'autre, existe comme maladie permanente, tantôt avec fièvre intermittente irrégulière, tantôt sans fièvre lorsque la maladie n'est pas très-intense. Elle ne suspend jamais le mouvement nutritif tandis que le nervosisme y met obstacle ; en revanche, les phénomènes communs sont certains troubles de l'intelligence, du mouvement et de la sensibilité générale ou spéciale et des organes sécréteurs ; le délire, les rêvasseries, les hallucinations et illusions sensoriales, la paralysie des muscles ou des organes des sens, l'hyperesthésie et l'anesthésie de la peau, les névralgies intenses superficielles et profondes, les urines claires, abondantes, s'observent dans l'un et l'autre cas.

Voilà donc bien des points de ressemblance déjà entre l'hystérie et le nervosisme chronique ; mais il me semble qu'on pourrait encore en trouver même dans les phénomènes que M. Bouchut déclare servir à différencier l'hystérie de l'état nerveux. Aussi la perte de connaissance dans l'hystérie est, comme dans le nervosisme, loin d'être fréquente. Très-souvent dans le nervosisme comme dans l'hystérie (des observations de M. Bouchut témoignent de ce fait) on a une sensation d'étouffement que l'on peut parfaitement comparer à ce qu'on appelle la boule hystérique chez les hystériques. D'ailleurs en lisant les descriptions qui précèdent sur le nervosisme aigu et le nervosisme chronique, on voit clairement que c'est de l'absence ou de la présence de l'état fébrile que l'auteur a tiré le principal caractère différenciel des deux névroses.

Jetons maintenant les yeux sur quelques observations de M. Bouchut se rapportant à des cas de nervosisme soit aigu, soit chronique, et nous allons nous convaincre en les résumant qu'il est difficile de ne pas y reconnaître des phénomènes hystériques, que par conséquent il faut les rapporter à la névrose hystérique elle-même :

Obs. I. *Nervosisme aigu, suite d'aménorrhée, fièvre.* — Une jeune fille de 15 ans, éprouve une suspension de règles à la suite d'une grande frayeur ; au retour de l'époque suivante, malaise, engourdissements dans les jambes et les cuisses. Le jour suivant, *sentiment de strangulation tel que l'aurait déterminé un collier très-serré ; région hypogastrique siége d'un gonflement marqué. Les membres et le tronc sont agités de mouvements convulsifs répétés. Constriction et spasmes au pharynx*, si intenses que la malade ne peut prendre aucun liquide. Les mouvements convulsifs se répètent plusieurs fois, la suffocation et l'anxiété sont extrêmes. *Le pouls est dur, serré, fréquent, irrégulier.* La peau est rouge et couverte de sueur. —Mort. Pas de lésions cadavériques. (Rullier, thèse. Paris 1808.)

Si M. Bouchut veut bien faire de cette première observation un cas de nervosisme aigu, je ne vois pas pour quelle raison nous n'en ferions pas un cas d'hystérie, attendu que cette gêne et cette constriction du pharynx, ces convulsions qui agitent le tronc et les membres, ce gonflement de la région hypogastrique sont évidemment des symptômes fort analogues à ceux qu'on observe dans l'hystérie.

Obs. V. *Nervosisme chronique occasionné par la syphilis.* — Fille de 15 ans, atteinte de syphilis, pâle et chlorotique, est prise de palpitations et d'oppression avec toux sèche, opiniâtre. Puis, fortes céphalalgies, maux d'estomac, *convulsions accompagnées de perte de connaissance* et reparaissant tous les trois ou quatre jours.

Obs. VI. *Nervosisme aigu suite de convalescence.* — Dérangement des règles ; évanouissements ; *borborygmes ; spasmes de la vessie et des reins ; urines claires et limpides. Peau sèche, pouls fréquent. Insomnie habituelle.* Guérison par des bains prolongés.

Obs. VIII. *Nervosisme chronique, suite de métrorrhagies menstruelles. — Gastralgie ; vomissements nerveux ; spasmes ; hémiplégie droite suivie d'une paralysie générale avec intermittence.*

Fille assez forte, ayant eu une angine inflammatoire pour laquelle elle fut mise à la diète, saignée cinq fois et purgée. Elle resta pâle, faible, mélancolique, puis eut des défaillances, des douleurs de tête, des convulsions quelquefois, de l'assoupissement et du délire, accompagné de chants, de pleurs, et de cauchemars.

Pouls 126, *faible et irrégulier.* — Guérison par les stimulants, le chloroforme en inhalations et l'opium (observation de Rasori).

Obs. XI. Dans cette observation *la maladie nerveuse a simulé une pyrexie grave, continue.* Je la rapporterai plus loin dans tous ses détails, à l'article symptômes où elle sera mieux placée.

Obs. XVI. Dans celle-ci, *la maladie ressemble presque à s'y méprendre à une fièvre typhoïde.* Beau, qui la rapporte lui donne le nom de fausse dothiénentérie.

Obs. XVII. Rapportée par Pomme. — Toux nerveuse, contractures, convulsions, délire et hallucinations considérées comme une possession démoniaque. *Fièvre.* Guérison par les bains prolongés.

Obs. XX. *Nervosisme chronique chez une jeune fille de seize ans, névralgies, viscéralgies, hyperesthésies, analgésies, spasmes, convulsions, hallucinations, chlorose.*

Obs. XXVI. *Névrosisme chronique, convulsions.* — Dans le récit de cette observation je relève cette phrase : depuis la révolution de février cette femme, âgée de dix-neuf ans, a des attaques qu'elle décrit ainsi : Après plusieurs jours de malaise, de congestion sanguine vers la tête, elle tombe comme une masse inerte ; ses yeux se renversent sous les paupières, les membres se tordent, les poignets se fléchissent convulsivement et se renversent sur le bord cubital de l'avant-bras ; pendant trois quarts d'heure ou une heure que dure cet état, elle conserve la parfaite connaissance de ce qui se passe autour d'elle et en elle ; elle entend et comprend, mais est incapable de répondre. Pendant ses attaques ou vers leur déclin, elle éclate de rire ou plus souvent elle pleure. — Qui ne reconnaît dans ces convulsions les convulsions de l'hystérie elle-même?

Voilà les observations que je tenais à reproduire : je l'ai fait, parce que d'abord, ainsi que je le disais tout à l'heure, nous voyons le nervosisme et l'hystérie dont les causes sont communes, se toucher par bien des points; et puis, parce que dans quelques-unes de ces observations il est question de la fièvre nerveuse : elles étaient donc doublement précieuses au sujet que je traite, et je ne devais pas les passer sous silence.

Je ne puis maintenant mieux faire pour terminer cette longue discussion que de rapporter les paroles que Beau prononça à l'Académie de médecine dans un discours très-savant à l'occasion de l'ouvrage de M. Bouchet (*Bulletin de l'Académie de médecine*, 1859, t. XXIV, p. 750). « La forme nerveuse ou protéiforme de l'hystérie existe certainement seule; elle est même la plus fréquente des deux à l'état d'isolement; mais la forme convulsive se rencontre rarement sans être précédée ou accompagnée de la forme vaporeuse.... On voit par là que les deux manifestations convulsive et vaporeuse dénotent le même fond morbide, produisant les vapeurs ou le nervosisme quand la susceptibilité nerveuse est médiocre, et produisant le mouvement réflexe de l'attaque convulsive, quand la susceptibilité nerveuse est intense ou que les causes occasionnelles sont violentes... Ce qui prouve que la forme convulsive n'est qu'un degré de plus de la forme vaporeuse, c'est que lorsque cette dernière vient à augmenter d'intensité par suite d'un surcroît dans l'intensité de la cause, la sensation de boule s'exagérant et devenant plus intolérable à la malade finit par donner lieu aux mouvements réflexes de l'attaque convulsive..... La séparation de la forme vaporeuse et de la forme convulsive de l'affection hystérique serait tout aussi arbitraire et tout aussi illégitime que celle que l'on voudrait tenter entre le vertige et l'attaque de la maladie épileptique. »

J'en ai fini avec l'historique de mon sujet : si je suis entré dans tous ces détails c'est afin qu'il soit établi : 1° que le nom de fièvre nerveuse ne doit pas être employé par la raison qu'il peut apporter de la confusion dans la science; 2° que la séparation qu'on a voulu faire entre le nervosisme ou état nerveux et l'affection hystérique est mal fondée; que du reste ce n'est qu'une dispute de mots, attendu que toute la question est dans la manière dont on définit l'hystérie; 3° que par conséquent nous sommes parfaitement en droit de mettre sous la dépendance de l'hystérie les accidents fébriles que nous avons notés dans plusieurs des observations de M. Bouchut, et tous ceux que nous ferons connaître plus loin dans les observations que nous avons recueillies nous-mêmes ou puisées à différentes sources.

Symptomatologie.

La fièvre dont nous nous occupons peut affecter trois formes différentes : elle peut être ou continue, ou rémittente, ou intermittente. Dans le premier cas, tantôt elle s'accompagne, dit M. Axenfeld, d'une excitation générale violente, d'une sorte d'éréthisme comme dans la fièvre inflammatoire; tantôt elle se montre avec prostration plus ou moins profonde pouvant simuler d'une façon frappante la fièvre typhoïde. C'est aux cas de ce genre que Beau a donné le nom de fausse dothiénentérie : on en trouve un bel exemple rapporté par M. Bouchut dans son livre et qui constitue l'observation XVI. C'est dans cette forme continue qu'on remarque comme principaux symptômes, et qui, si le médecin n'est en garde contre la possibilité d'une affection nerveuse peuvent en imposer et donner lieu à des erreurs de diagnostic préjudiciables, c'est dans cette forme, dis-je, qu'on remarque : une céphalalgie violente avec battement des tempes, une accélération notable du pouls, une grande chaleur de la peau, une anorexie complète avec langue sale et vomissements fréquents, un ventre douloureux et ballonné, une constipation souvent opiniâtre, un délire extrême et prolongé, des rêvasseries, des hallucinations. On en trouve la preuve dans l'observation suivante rapportée par M. Bouchut.

Obs. XI (Bouchut). Mademoiselle R., caissière d'une maison de commerce à Paris, vivait très-sédentaire dans cet établissement, et depuis plusieurs mois elle souffrait de contrariétés quotidiennes incessantes contre lesquelles il ne fallait rien dire. Elle n'avait jamais été malade jusqu'alors. Sous l'influence des causes précédentes, survinrent des troubles de la digestion, une constipation opiniâtre, de la gastralgie, des envies de pleurer, des vertiges, bluettes, avec incapacité de tenir sa comptabilité. Les règles diminuèrent et le sang devint très-pâle. Insomnie et agitation, rêves pénibles dans la nuit. Des douleurs de tête apparurent ; l'appétit cessa, et, *avec une fièvre continue*, il fallut garder le lit. La palpitation, la percussion et l'auscultation ne font rien découvrir. Purgatifs et expectation. Les phénomènes s'aggravent : céphalalgie extrême, fièvre violente, inappétence, ventre douloureux, hallucinations. La malade fut prise aussi d'une toux sèche, fréquente, sans expectoration et la poitrine n'offrait cependant aucune altération du murmure vésiculaire. Cette situation se prolongeait sans amélioration. Ne trouvant pas la raison suffisante de cet état fébrile continu avec inappétence et voyant cette exaltation nerveuse assez forte avec hallucinations continuelles et toux laryngée spasmodique, j'obligeai la malade à se lever, à manger, et à se promener dans la chambre; régime tonique, ferrugineux. L'appétit revint avec la cessation de la fièvre, la toux et les hallucinations disparurent. Elle conserva encore longtemps (7 ans) sa disposition à la névralgie temporale, les vertiges et la susceptibilité nerveuse qu'elle combattit par les affusions froides et le quinquina.

Ce qui souvent, dit M. Briquet, peut servir à distinguer cet état fébrile singulier d'une simple fièvre inflammatoire produit de réaction et de l'état fébrile typhoïde, c'est sa durée de trois à six mois qui ne peut être le résultat d'aucun des états pyrétiques ordinaires. Et il rapporte à l'appui de ce qu'il avance les deux observations suivantes :

I. Une jeune fille est prise d'hystérie aiguë fébrile, dont la maladie dure près de six mois en conservant la forme aiguë ; outre les phénomènes ordinaires à l'état hystérique, elle est affectée d'une céphalalgie continuelle et de vertiges, sans néanmoins présenter les signes de la méningite ; la langue est grise, il y a de la soif et du dégoût pour les aliments, et cependant rien chez elle ne peut faire constater l'existence d'une gastrite. Le cœur bat rapidement, il y a au pouls 120 à 130 pulsations par minute, et cependant l'auscultation ne révèle pas le moindre bruit anormal excepté le susurrus anémique, ni la moindre impulsion et la peau est souvent chaude et même brûlante.

Les menstrues ne coulent pas, il y a des hyperesthésies des muscles de l'abdomen, mais rien qui indique une phlogose des organes génitaux.

La fièvre qui dura près de six mois ne pouvait être attribuée à aucune des pyrexies connues. Elle céda graduellement, en même temps que cédèrent les autres accidents hystériques et surtout les attaques de somnambulisme et de convulsions desquelles elle fut longtemps prise.

II. Une jeune fille de onze ans voit se précipiter sur elle un chien qu'elle croit être enragé ; aussitôt elle éprouve des tremblements des membres, de l'oppression, de la gastralgie, de l'épigastralgie, accidents qui durent trois mois; au bout de ce temps, il survient une céphalalgie continuelle et très-violente, des douleurs à l'épigastre, dans le dos et dans le côté gauche, de l'oppression, des palpitations, une strangulation continuelle, des vomissements violents de tous les ingesta, et, accompagnant toute cette scène, *un état fébrile continu;* puis arrivent des attaques de léthargie qui durent vingt-quatre heures, laissant après elle une extrême débilité et un affaiblissement des membres porté au point de forcer cette jeune fille à garder le lit.

Ces accidents persistent pendant trois ans. Un traitement tonique et beaucoup d'expectation finissent par en triompher.

Voici maintenant l'observation d'une maladie recueillie à l'hôpital Necker, dans le service de M. le docteur Potain, où je remplissais alors les fonctions d'externe : je la publie *in extenso*, car c'est une observation intéressante à plus d'un titre : d'abord, parce qu'elle est prise chez un sujet non-seulement hystérique, mais encore épileptique et puis parce que les symptômes divers que la jeune malade a présentés ont revêtu un caractère de violence si intense qu'on a pu soupçonner chez elle pendant quelque temps l'existence d'une méningite ; c'est ce qu'avait pensé, avec M. Potain, M. le professeur Lasègue. Du reste, l'erreur était difficile à éviter comme nous allons le voir par le récit de la maladie.

Obs. Louise Bonnaire, âgée de vingt-deux ans, domestique, entre à l'hôpital Necker, salle Sainte-Anne, n° 40, le 20 janvier 1868 : — N'a été réglée qu'à vingt ans; l'écoulement menstruel se fait toujours régulièrement, mais en petite quantité chaque fois.

A quatorze ans, elle a eu une fièvre typhoïde à la suite de laquelle sont survenues des attaques qui ont duré un mois, attaques très-fréquentes d'abord, puis de plus en plus espacées dont elle attribue la cause à une vive frayeur; ces attaques n'étaient pas toujours accompagnées de perte de connaissance, et elles étaient précédées de la sensation d'étouffement à la gorge. Il y a quatre ans, sans cause appréciable cette fois, elle a eu une attaque dont le début a été si brusque qu'étant alors montée sur une échelle, elle est tombée violemment à terre et s'est mordu la main.

État actuel. Très-impressionnable. Se plaint de bourdonnements dans les oreilles. Souffle continu dans les vaisseaux du cou.

23 *janvier*. 2 accès convulsifs dans la journée.

24 *janvier*. Pouls 108, dépressible, mou, inégal, irrégulier, sans dichrotisme. Peau assez chaude, un peu de sueur. Température axillaire, 37°.8. De temps à autre, cris aigus, pupilles très-mobiles et variant de dimension à chaque instant. La droite est habituellement un peu plus large. Pas de contractures. Visage assez coloré. Pas de vomissements. Constipation. Gargouillement assez prononcé dans la fosse iliaque droite. Traînées rouges se dessinant rapidement dans les points sillonnés par l'ongle. Résolution générale. Perte complète de connaissance.

Prescription : Ipeca stibié. Calomel. Julep bromure de potassium, 2 gr.

25 *janvier*. 2 accès dans la journée d'hier, 2 dans la nuit, 2 ce matin. Pouls 84 irrégulier, mou, s'exagérant avec la plus grande facilité. T. A. 37°.5.

Résolution complète. Sensibilité nulle en apparence. Un peu de hoquets. Constipation.

Pendant la visite, un accès a lieu. La malade se tord subitement du côté droit de son lit, puis, mouvements convulsifs répétés, quelques inspirations stertoreuses, écume à la bouche ; bientôt après, repos avec regard dirigé en haut et à droite.

Prescription : Vésicatoire à la nuque ; on supprime l'ipeca stibié.

26 *janvier*. La malade a repris connaissance ; se plaint d'avoir mal au sommet de la tête. Depuis hier elle a eu 5 accès. Insomnie. Nausées incessantes. A eu 2 selles abondantes. Pas de chaleur à la peau. 44 respirations. 84 pulsations. Un peu de toux sèche sans gêne aucune de la respiration. Apparition des règles.

27 *janvier*. 100 pulsations. T. A. 37°.8. Vomissements. Céphalalgie. Anesthésie et analgésie du membre supérieur gauche et de la moitié latérale gauche du tronc, de la face, de la tête bornée exactement à la ligne médiane en avant et en arrière. La main gauche serre moins que la droite ; main gauche, 2 kil. 1/2 ; main droite, 10 à 12 kil.

Prescription : Potion de Rivière. Bordeaux.

28 *janvier*. 90 pulsations. T. A. 37°.4.

29 *janvier*. 88 pulsations. T. A. 37°.4.

30 *janvier*. Hier la malade s'est levée et a mangé. Nouvel accès ce matin. 110 pulsations. T. A. 37°.8. Perte complète de connaissauce.

31 *janvier*. 20 accès depuis la visite d'hier. La connaissance est ce matin encore fort incomplète. L'anesthésie a disparu à gauche au membre supérieur. La conjonctive droite est plus sensible que la gauche. Céphalalgie. 110 pulsations. T. A. 37°.5.

1er *février*. Pas d'accès hier. A la visite du soir, 110 pulsations. T. A. 38°, peau très-chaude, état sudoral. Insomnie. Persistance de la céphalalgie au sommet droit de la tête. Douleurs dans l'épaule, le coude, les genoux, le pied.

Ce matin, 100 pulsations.

2 *février*. Visite du soir : T. A. 38°. 115 pulsations.

3 *février*. Persistance des douleurs articulaires, surtout à droite. Sensibilité tactile conservée, mais sensibilité à la température diminuée à droite. Toujours un peu de difficulté à avaler. 114 pulsations. T. A. 37°.5.

4 *février*. Insomnie absolue. Céphalalgie augmentée. Bourdonnements d'oreille. Grande prostration. 112 pulsations. T. A. 38°.

5 *février*. A essayé de manger et a vomi. 90 pulsations. T. A. 37°.8.

6 *février*. 72 pulsations. T. A. 37°.2.

8 *février*. Persistance de l'état fébrile. Prescription: Sulfate de quinine.

9 *février*. Facies coloré. Céphalalgie très-violente. 110 pulsations, 37°.6. 2 nouvelles attaques.

11 *février*. Pouls tranquille. Pupilles inégales. 3 accès depuis hier matin. La malade n'a pas retrouvé complétement connaissance, elle est restée dans un mutisme absolu, cherchant à mordre et à lacérer ses couvertures. Hier soir, un peu de délire.

12 *février*. 90 pulsations, regard hébété.

13 *février*. 3 attaques hier, un peu de tendance au délire, 90 pulsations.

14 *février*. Anesthésie complète de tout le côté droit du corps; appétit.

26 *février*. Bien portante depuis le 14.

27 *février*. 120 pulsations, T. A. 38°.1.

11 *mars*. 19 attaques depuis hier matin; dans l'intervalle, délire.

12 *mars*. Pouls tranquille. Pas de chaleur à la peau; délire complétement disparu; retour de la sensibilité à peu près sur tous les points. — La malade est prise ensuite de vomissements qui persistent pendant une quinzaine de jours sans qu'on puisse trouver le moyen de les arrêter. Au bout de ce temps, ils cessent d'eux-mêmes; l'état fébrile dis-

paraît également, et la malade sort de l'hôpital le 8 avril.

Elle y est rentrée au commencement de l'année ; mais cette fois elle a présenté, pendant un mois qu'elle y est restée, des attaques à peu près franchement hystériques. Elle n'a presque jamais perdu connaissance, et a constamment éprouvé la sensation d'une boule remontant de l'épigastre au pharynx. Un état fébrile continu accompagnait ces accidents. La température axillaire n'a pas une fois dépassé 38°.

Elle est de nouveau sortie avec toutes les apparences de la santé pour rentrer encore trois mois après avec des attaques épileptiques, mais infiniment moins fréquentes que la première fois, et toujours avec un état fébrile continu ou à peu près continu.

Une chose doit nous frapper surtout dans cette longue observation, c'est que tandis que l'aspect général de la malade et les différents symptômes qu'elle nous offre, délire, hallucination, ventre douloureux, céphalalgie atroce, impossibilité d'avaler, accélération du pouls, nous effrayent et nous font croire à quelque état grave de l'organisme, d'un autre côté, le thermomètre placé dans l'aisselle n'accuse jamais plus de 38° centigr.

Je viens de parler de la forme continue qu'affecte quelquefois l'état fébrile dans l'hystérie ; cette forme continue est loin d'être toujours parfaitement franche, il est même rare qu'elle le soit. Elle affecte plus souvent une marche irrégulièrement exacerbante comme la fébricule qui marque le début de la phthisie ; si alors à cette marche particulière des accidents fébriles vient se joindre de la toux nerveuse, on peut s'y laisser prendre et croire à l'existence de la diathèse tuberculeuse. Dans quelques cas aussi. il y a avec la fièvre une si forte dyspnée qu'on pourrait croire à l'existence d'une phlegmasie chronique, si l'auscultation et la percussion ne venaient lever les doutes en ne faisant découvrir aucune lésion dans la cavité thoracique. C'est ce qui est arrivé chez une malade dont l'histoire a été publiée par Beau (*Bulletins de l'Académie de médecine*, 1859, p. 582, discussion sur le nervosisme).

Il me reste maintenant à étudier une troisième forme sous laquelle se montre l'état fébrile dans l'hystérie, la forme intermittente ainsi nommée parce qu'elle affecte une marche régulièrement périodique à l'égal des fièvres d'accès de cause palustre. Cette fièvre nerveuse est quelquefois précédée pendant quelques jours de la forme continue, mais quelquefois aussi elle débute d'emblée. Elle affecte différents types : les plus communs sont le type quotidien et le type tierce.

L'accès, comme dans les fièvres d'origine paludéenne, est marqué par les 3 stades ordinaires, frisson, chaleur et sueur ; quelquefois même, toujours comme dans les fièvres paludéennes, un de ces stades peut faire défaut. Graves, l'illustre clinicien de Dublin, est un des premiers qui aient signalé ce genre de fièvres intermittentes anormales qui semblent l'apanage exclusif des femmes nerveuses ou hystériques.

« Après un accouchement, après une maladie aiguë, ou à la suite d'émotions vives, les personnes impressionnables deviennent sujettes à des paroxysmes fébriles périodiques. J'étais mandé il y a quelque temps par le docteur Stokes auprès d'une dame qui peu de temps après sa couche avait été prise d'une fièvre tierce très-évidente ; elle avait, au temps voulu, des frissons violents, puis de l'accélération du pouls, de la chaleur à la peau et des sueurs profuses. Dans l'intervalle des accès, elle se sentait bien ; cependant il restait de la fréquence et de la vivacité dans le pouls, et les intermittences n'étaient pas parfaites. L'accoucheur avait donné le sulfate de quinine sans aucun résultat. En examinant cette malade je lui trouvai un tempérament nerveux et hystérique très-nettement accusé, et je conseillai d'administrer les antispasmodiques : une mixture composée de musc, de camphre et de teinture ammoniacale de valériane, fit disparaître les accès de fièvre intermittente. »

Nous lisons également dans l'ouvrage de M. le professeur Axenfeld sur les névroses, une observation caractérisée « par des accès fébriles quotidiens, d'une intensité véritablement effrayante, avec claquement de dents, suivi de chaleur intense et d'abondantes sueurs, le tout survenu à la suite d'une forte commotion morale, et ayant cédé à l'usage de quelques antispasmodiques, pour faire place, il est vrai, à de la dyspnée avec palpitations, névralgie intercostale, etc. »

Voici maintenant deux autres observations de fièvre intermittente que nous avons recueillies dans le *Bulletin général de thérapeutique médicale et chirurgicale.* Ces deux cas, publiés par M. le docteur Cantel, un peu différents peut-être par la phase symptomatique, sont de nature exactement identique aux faits rapportés par Graves et M. Axenfeld, et même, tandis que dans ces faits l'élément nerveux est pour ainsi dire larvé, nous allons voir dans l'histoire des deux malades qu'on va lire, que chez l'une l'élément nerveux se traduit par la boule hystérique, chez l'autre par de l'orthopnée.

A. 1er Cas. Au mois d'avril 1865, j'étais appelé auprès d'une jeune personne de 18 ans, accouchée depuis 1 mois, et subissant depuis 3 semaines des accès de fièvre intermittente. Depuis le début de la maladie, le sulfate de quinine et le quinquina avaient été administrés sous toutes les formes *intùs* et *extrà*, sans jamais avoir amené la moindre amélioration. Les médecins qui visitaient Marie Blanc ayant déclaré qu'il fallait néanmoins persister dans l'usage de cette médication, je fus alors consulté. Un examen attentif de la malade, pendant l'intervalle des accès, m'apprend que quoique très-amaigrie et d'une grande pâleur, cette jeune personne n'a cependant aucune lésion organique. Le volume de la rate est normal ; à la région du cœur mon oreille perçoit distinctement le bruit de souffle caractéristique de la chlorose. Le résultat de mon observation m'ayant tout d'abord fait écarter l'idée d'une fièvre symptomatique, je songeai alors à la fièvre intermittente de Graves, et les renseignements que je recueillis ne tardèrent point à confirmer mon opinion. Sans avoir été malade jusqu'à cette époque, cette femme a toujours eu une santé délicate et offre à l'œil de l'observateur tous les attributs d'un tempérament nerveux fortement caractérisé. Son accouchement n'a présenté rien d'insolite, mais l'enfant n'ayant vécu que quelques jours, cette perte impressionna très-vivement la mère. Un septénaire après sa couche, vers les 3 heures du soir, elle est prise tout à coup d'un frisson assez long, et presque aussitôt après, 10 à 15 minutes étaient à peine écoulées, qu'une gêne considérable dans l'acte respiratoire l'oblige de se tenir sur son lit. Cet état se maintient pendant 2 heures environ ; ensuite le frisson et la dyspnée sont remplacés par des sueurs profuses dont la durée est de 2 à 3 heures. Cette scène morbide se reproduit exactement 48 heures après et ainsi de suite tous les deux jours. Le pouls est fébrile pendant tout le temps de l'accès, dont le retour varie de 2 à 6 heures du soir. Les causes occasionnelles de la fièvre intermittente des femmes nerveuses sont ici toutes réunies ; tempérament nerveux, accouchement, émotions morales, aucune ne fait défaut à l'appel pour mettre sur la voie du diagnostic ; mais si j'avais eu le moindre doute, il aurait bien vite disparu après que j'eus constaté l'orthopnée, manifestation essentiellement nerveuse qui venait trahir l'incognito.

J'annonçai donc avec la plus grande confiance à cette pauvre patiente une prompte guérison qui, heureusement, ne se fit pas attendre. Comme traitement je choisis de préférence parmi les antispasmodiques la belladone à cause de sa propriété antiasthmatique : 1 pilule composée de 0.01 gr. de poudre et de 0.01 gr. d'extrait fut prise trois fois par jour. Dès lors les accès ne reparurent plus que deux fois très-affaiblis, et 10 jours après, la médication antispasmodique était suspendue. Pendant un mois et demi, Marie Blanc fut soumise aux préparations ferrugineuses et à un régime approprié qui la débarrassèrent de sa chlorose.

B. 2e Cas. Agée de 40 ans, la femme Arnaud que je visitai le 31 mai 1866 se trouve absolument dans les mêmes conditions que Marie Blanc.

Cette femme, d'un tempérament nerveux très-accusé, a perdu son enfant dans les premiers jours du mois, quelques jours après sa couche, et depuis lors elle est en proie à une fièvre tierce dont l'emploi constant des antipériodiques n'a pu la débarrasser. Ses accès se font remarquer par l'absence du deuxième stade, et pendant la période de frisson la malade se plaint d'éprouver cette sensation pénible de constriction connue sous le nom de boule ou de globe hystérique.

Le même traitement par la belladone fut suivi d'un succès tout aussi rapide que dans le cas précédent.

A ces cas si intéressants de fièvre intermittente, j'ai pu joindre les deux suivants qui ont été recueillis dans le service de M. Potain. Ils ont sur les autres cet avantage qu'ils indiquent un fait important à connaître, le rapport qui existe entre l'accélération du pouls et la température du corps.

Nous allons voir que cette disproportion entre l'activité de la circulation et celle de la calorification qui nous a tant frappé déjà dans la fièvre continue, se montre également dans la fièvre à forme intermittente.

1re Obs. *Fièvre intermittente.*

Fournel Pauline, âgée de 26 ans, née à Paris, domestique, entre à l'hôpital Necker, salle Sainte-Anne, n° 11, le 10 décembre 1868, et en sort à la fin de janvier.

Tousse depuis un mois. S'enrhume facilement.

Gastralgie et constipation ordinaires; céphalalgie fréquente. Étourdissements allant même jusqu'à la faire tomber. Est très-impressionnable et très-nerveuse, rougit sous l'influence la plus légère. Depuis 12 ans environ, dit-elle, à l'occasion d'une peine ou d'une joie un peu vive, elle éprouve la sensation d'une boule qui lui remonte de l'estomac à la gorge, qui détermine la sensation d'étranglement, et dont elle cherche à se débarrasser en portant les mains à son cou.

Avant d'éprouver ces accidents, elle avait été atteinte d'une fièvre typhoïde. Les règles sont chaque fois peu abondantes, mais régulières. Elle n'a absolument rien au cœur. Pas de souffle dans les vaisseaux. L'auscultation et la percussion ne font rien découvrir dans la poitrine; du reste, elle ne tousse plus actuellement. Le foie et la rate ont leur volume normal.

90 pulsations. T. A. 37°.2.

Prescription : Tisane amère. Julep 6 gouttes Baumé. Vin de quinquina, 2 portions. Bordeaux, bain sulfureux.

12 décembre. Hier le visage de la malade est devenu subitement très-coloré, et elle est tombée sans connaissance. Cela lui arrive, prétend-elle, quatre ou cinq fois par an. Mais elle a fréquemment des attaques moins fortes et qu'elle peut faire avorter en se frictionnant la face avec un linge imbibé de vinaigre. Pendant ses attaques, elle ne se remue pas, n'a pas d'écume à la bouche, et, quand elle

revient à elle, elle ne souffre plus et reprend sans éprouver aucune fatigue ses occupations interrompues pendant l'accès.

13 *décembre.* Constipation opiniâtre depuis 12 jours.

Prescript. : Huile de ricin.

Pouls 90. T. A. 37°.5.

15 *décembre.* Sueurs. Pouls fréquent. 100 pulsations T. A. 37°.8.

20 *décembre.* Tous les jours précédents, dans l'après-midi, la malade raconte qu'elle éprouve tout à coup une sensation de chaleur, avec céphalalgie et battements dans la région temporale, et que cette sensation de chaleur est suivie d'une sudation assez abondante qui dure 3 ou 4 h.

21 *décembre.* Hier depuis 6 h. du soir jusqu'à minuit, sudation toujours abondante. Pas de frisson initial.

22 *décembre.* Hier à partir de midi, frisson assez intense, avec claquement de dents ; à 1 h. sensation vive de chaleur avec sueurs profuses ; à 6 h. du soir le pouls marquait 80 pulsations et la T. A. 37°. 1.

Ce matin 80 pulsations. T. A. 37°.

Douleur à la pression au niveau des apophyses épineuses des 4ᵉ, 5ᵉ et 6ᵉ vertèbres dorsales ; la douleur reprend au niveau de la 11ᵉ dorsale, pour se continuer jusqu'à la région lombaire. Douleurs quotidiennes dans le côté gauche. A certains moments sensation de battement dans le sein. Douleur assez vive au niveau de l'épigastre. Névralgies frontales fréquentes.

23 *décembre.* Hier sur les 3 heures et demie de l'après-midi, frisson léger et de peu de durée, puis chaleur, et sudation abondante qui a duré jusqu'à 9 h. du soir. La malade dit que, tant que dure cette sensation de chaleur et cette sueur abondante, elle éprouve dans tout le côté gauche comme un sentiment de brûlure. A 6 h. du soir, elle avait 100 pulsations, et 37°. 5.

Pendant ces accès fébriles, anorexie, et soif très-grande. L'appétit revient un peu le matin.

Elle nous apprend qu'elle a ces accès régulièrement une fois dans 24 h. depuis son entrée à l'hôpital. Dans les premiers temps, c'était la nuit qu'ils apparaissaient. Avant son entrée à l'hôpital, ils n'avaient lieu qu'une ou deux fois par semaine. Elle n'a jamais quitté Paris et a toujours habité des logements assez sains.

24 *décembre*. 88 pulsations, Peau chaude au toucher. T. A. 37°.2. Un peu de sueur.

25 *décembre*. Dans la journée d'hier, frisson, grande céphalalgie, sudation abondante ; ces phénomènes n'ont cessé que vers 8 h. du soir. A 6 h. elle avait 100 pulsations et 37°.8.

Ce matin 80 pulsations et 37°.2.

26 *décembre*. Hier, dans l'après-midi, léger frisson, pas de sueurs, et 90 pulsations. T. A. 37.6.

Ce matin céphalalgie persistante. Chaleur de la peau au toucher. T. A. 37°.1.

30 *décembre*. Pas de fièvre depuis trois jours, va assez bien ce matin.

31 *décembre*. Hyperesthésie au-dessous de l'hypochondre droit, au côté droit du rachis, à l'hypogastre, dans toute l'étendue de la cuisse et de la jambe droite, au genou. On ne constate rien d'anormal au toucher vaginal. Prescription : Pil. ext. thébaïque 0gr.03. Malheureusement je fus à cette époque obligé de quitter le service, et je ne pus plus dès lors prendre des observations journalières sur cette malade ; mais j'appris plus tard, par M. Potain lui-même, qu'elle avait de nouveau, dans le courant de janvier, présenté des accès quotidiens de fièvre intermittente, et jamais encore dans ces accès, chose remarquable, la température n'était arrivée à 38°. Le traitement consista

surtout dans les préparations opiacées. La malade sortit guérie à la fin de janvier.

DEUXIÈME OBS. *Fièvre intermittente.*

Suguens Augustine, âgée de 33 ans, cuisinière, entre à l'hôpital Necker, le 14 mai 1868.

N'a pas ses règles depuis 3 mois. Face colorée ; grasse ; d'apparence pléthorique.

État actuel : Rachialgie sur le côté gauche au niveau des cinquième et sixième vertèbres dorsales. Épigastralgie. Sentiment de brûlure au niveau de la région sternale. Paraît avoir un peu d'analgésie du côté droit et de la conjonctive droite. Céphalalgie violente. Sueurs assez abondantes, un peu d'accélération du pouls de temps en temps, et tout cela sans augmentation sensible de température. Vomit ses boissons et ses aliments. Toux fréquente, laryngée, spasmodique. L'auscultation et la percussion ne font découvrir aucune lésion dans la poitrine. Le cœur, le foie, la rate, ont leur volume normal. Pas de souffle dans les vaisseaux du cou.

17 *mai.* Hier soir : 90 pulsations. T. A. 37°.4.

Ce matin, 84 pulsations, T. A. 37°.1. — Vomissements continuels.

Prescription : Douches froides ; 1 pil. de strychnine.

18 *mai.* Hier, sensation de chaleur brûlante à la peau vers les 4 heures de l'après-midi, suivie de sueurs profuses : alors 110 pulsations. T. A. 37°.9. Vomissements.

Ce matin, pouls 80, T. A. 37°.5.

19 *mai.* 100 pulsations hier soir, et T. A. 37°.8.

Ce matin 100 pulsations encore. Vomissements persistants. T. A. 37°.5. Prescription : 2 pil. strychnine.

20 *mai.* Nouvel accès fébrile hier soir : mêmes stades de chaleur et de sueurs. Pas de frisson : T. A. prise à

6 heures du soir 37°.8. — Les vomissements résistent à tous les moyens. De ce moment aussi, la fièvre cesse d'être aussi régulièrement intermittente : elle persiste jusque vers le 9 ou 10 juin, époque à laquelle la malade est prise subitement d'une aphonie qu'elle garde 8 jours consécutifs. Cette aphonie disparaît alors, mais pour reparaître pendant 2 à 3 jours, et disparaître encore de nouveau. La malade quitte alors le service. Elle y rentre 3 semaines après, étant reprise de son aphonie. Pendant 1 mois environ qu'elle reste à l'hôpital, la malade continue à avoir de temps en temps ses accès fébriles.

Nous venons donc de passer en revue, dans les quelques observations que nous avons présentés, les différents symptômes de l'état fébrile qui nous occupe.

Une chose nous frappe surtout : c'est l'énorme disproportion qui existe la plupart du temps, entre cet état fébrile lui-même et les phénomènes réactionnels qui l'entourent. Ainsi tandis que nous sommes presque épouvantés, par l'aspect que nous offre la malade à première vue, je veux parler de cette face vultueuse, de ces yeux tantôt hagards, tantôt stupides, de ce ventre ballonné et douloureux, de ces vomissements continuels, du délire, des rêvasseries, et des hallucinations : d'un autre côté, nous redevenons plus rassurés, quand plaçant le thermomètre dans l'aisselle, nous ne trouvons qu'une température médiocrement élevée ; dans nos observations elle n'a jamais dépassé 38°. C'est un fait sur lequel il importe d'appeler l'attention, et qui, je crois, est peu connu : par sa connaissance seule il peut pourtant faire arriver au vrai diagnostic de la maladie. Il me semble qu'on peut donner la raison de ce phénomène singulier, en disant que sous une influence quelconque, peu nous importe laquelle, la fièvre se déclarant chez une personne hystérique, comme elle se déclarerait chez une autre indemne de l'affection nerveuse, tandis que chez cette dernière, où les différents systèmes organiques sont en harmonie, la réaction sera en rapport direct avec l'état fébrile, chez l'hystérique, au contraire, où le système nerveux est éminemment excitable et joue le principal rôle, les réactions nerveuses domineront toute la scène, sans que la fièvre ait de la gravité par elle-même. Ne voyons-nous pas la cause la plus légère, l'émotion la moins violente, amener chez les individus nerveux, le sang à la face et faire battre le pouls d'une façon inaccoutumée ? Il nous paraît donc certain que l'hystérie vient imprimer à l'état fébrile le plus léger, un cachet particulier, qui peut nous faire méconnaître si nous n'en sommes prévenus, le vrai caractère de la maladie.

Il ne faut pas non plus tomber dans une exagération opposée, et dire, que dans les phénomènes que nous avons signalés il n'y a pas de fièvre, car si l'augmentation de chaleur est légère, elle existe néanmoins, et, du reste, l'accélération du pouls s'accompagne de malaise, de céphalalgie, d'anorexie, de langue sale, de nausées, etc.

Par conséquent, nous avons affaire à un véritable état fébrile avec ses principaux caractères :

Cet état fébrile a été nié pourtant par quelques auteurs.

Grisolle dit en parlant des hystériques : « Leur pouls est souvent accéléré, quelques-unes ont des horripilations, des sensations de froid et de chaud, mais ce ne sont là que des signes de perversion de la sensibilité. Ces malades sont apyrétiques; on a dit qu'un mouvement fébrile pouvait éclater quelquefois et devenir continu ou rémittent; sans nier absolument que la fièvre ne puisse naître sous l'influence des troubles du système nerveux, convenons cependant, que le fait est bien rare, si rare, que lorsqu'il y a fièvre, on doit soupçonner que celle-ci est symptomatique, et en rechercher la cause organique. On évitera d'ailleurs de prendre pour la fièvre l'excitation du pouls, si fréquente chez les névropathiques, et ces sensations de froid et de chaud qui ne sont que des aberrations de sensibilité. »

Nous voyons par ces quelques mots, que si Grisolle ne rejette pas absolument la possibilité de cette fièvre des femmes nerveuses ou hystériques, il en est bien prêt, puisque pour lui les sensations de ces malades ne sont pour la plupart du temps qu'illusoires.

M. Bouchut affirme que dans maintes circonstances, le thermomètre accuse un abaissement de température locale en rapport avec les sensations de la main appliquée sur la peau des malades. J'ai vu au genou, dit-il, la température descendre à 28 et 29° centigrades, il en est quelquefois de même aux pieds. Il est vrai qu'à cela on a objecté, Landouzy entre autres, que dans ces cas qui simulent presque à s'y méprendre ceux d'une fièvre intermittente légitime, cette fièvre légitime existait réellement, qu'il était impossible que la névrose hystérique pût par elle-même donner lieu à de pareils accès.

« Si plusieurs pathologistes ont parlé de la fièvre dans l'hystérie, dit Landouzy, cela tient, d'une part, à ce qu'on a pris pour l'appareil fébrile, la simple accélération du pouls produite quelquefois par les seuls mouvements convulsifs, et, d'une autre part, à ce qu'on aurait attribué à l'influence hystérique, des phénomènes produits par la phthisie, par des névralgies, par des fièvres périodiques ou par d'autres affections concomitantes. On peut signaler un grand nombre de cas dans lesquels le pouls est tantôt fréquent, tantôt intermittent, mais il n'y a là rien de spécifique : toutes ces modifications légères ou graves tiennent soit à l'idiosyncrasie, soit à des complications, et quant à l'hystérie dépourvue de tout symptôme étranger, elle n'influence pas la circulation d'une manière sensible. Plus loin le même auteur ajoute : l'hystérie intermittente revêt jusqu'à un certain point la forme des accès fébriles et guérit souvent par le quinquina.

Les prodromes sont plus marqués. Dans certains cas, on constate une élévation de chaleur, et n'était l'absence de l'élévation du pouls, on pourrait penser qu'il y a complication d'une fièvre d'accès. Que de jeunes femmes nerveuses, disposées aux accidents hystériques, sous les moindres impressions physiques ou morales, soient prises d'une fièvre intermittente, et les accès d'hystérie pourront survenir comme ils surviendraient par l'effet d'une autre influence, et se mélanger aux accès fébriles. Cette combinaison plus ou moins intense constitue-t-elle une affection spéciale, et qui doive recevoir un nom particulier? Non, et pour nous donc, *il n'existe ni fièvre hystérique, ni fièvre pernicieuse hystérique, mais de simples coïncidences entre les symptômes de l'hystérie et les fièvres intermittentes bénignes ou pernicieuses* ». Landouzy, donc, n'admet pas de fièvres intermittentes nerveuses.

Mais nous avons vu dans les observations précédentes que c'était en vain qu'on avait recherché des lésions matérielles, jamais on n'en avait trouvé la trace, et qu'il fallait absolument mettre ces faits sous la dépendance du système nerveux, d'autant que pour la guérison, on a pour ainsi dire plus à compter sur le succès des antispasmodiques que sur celui des préparations de quinquina.

En résumé, les symptômes de cet état fébrile, si bizarre dans son apparition, souvent sans cause connue, dans sa marche si irrégulière, dans sa durée quelquefois si longue, dans son mode de traitement enfin, doivent se partager naturellement en deux groupes, suivant que nous aurons affaire à la forme continue et pseudo-continue, ou à la forme intermittente. Dans la première forme, nous aurons à noter, tant la ressemblance sera grande, presque tous les symptômes soit de la méningite, soit de la fièvre typhoïde, avec cette différence cependant que toujours au milieu de ce cortége si effrayant de réactions nerveuses, la fièvre restera d'une intensité médiocre.

Dans la deuxième forme, nous observerons également cette dernière singularité, et cependant les accès auront très-souvent la ressemblance la plus complète avec les accès paludéens.

Diagnostic.

Vu la fréquence de l'hystérie, vu surtout la multiplicité des formes qu'elle revêt, on comprend l'importance et la difficulté que présente le diagnostic des maladies nerveuses. Nous pouvons nous convaincre surtout, par les observations indiquées précédemment, à quelles erreurs doivent exposer les accidents fébriles dont nous venons de parler. N'avons-nous pas vu, en effet, d'après la seule énumération des symptômes, combien il est aisé de se méprendre sur la véritable nature de la maladie, et de rapporter soit à des lésions encéphaliques ou gastro-intestinales, soit à l'intoxication palustre ce qui n'était qu'un désordre du système nerveux, qu'une exagération de ses fonctions ?

Chaque fois donc qu'on se trouvera dans de semblables cas, lorsqu'un examen minutieux et réfléchi de tous les organes n'aura fait découvrir aucune lésion, il faudra s'occuper des antécédents et du caractère du sujet, s'informer exactement s'il est d'un tempérament nerveux et impressionnable, rechercher, autant que faire se peut, la cause de la maladie qui quelquefois dépendra d'une émotion morale vive, ou de la susceptibilité qu'aura acquise le système nerveux à la suite d'une maladie aiguë. Cela fait, il faut alors s'assurer de l'état du pouls et de la chaleur de la peau à l'aide du thermomètre : si l'on a véritablement affaire à une personne nerveuse ou hystérique, on constatera très-probablement ce phénomène bizarre qui consiste, nous le répétons, dans une disproportion souvent extraordinaire entre l'intensité de la fièvre et la violence des réactions nerveuses. Nous ne pouvons malheureusement appuyer ce fait que par un nombre trop restreint d'observations, mais nous sommes persuadés que si l'on veut à l'avenir faire des recherches en ce sens, on arrivera au même résultat.

Il faudra également avoir égard à la marche de cet état fébrile qui paraît et disparaît sans qu'on sache souvent pourquoi, et à sa durée qui est souvent fort longue : nous en avons cité un exemple rapporté par Briquet.

Toutes les fois, d'ailleurs, que sans causes connues, ou qu'après un accouchement, une maladie grave, des émotions violentes, des personnes à tempérament nerveux et hystérique seront sujettes à des paroxysmes fébriles périodiques, on devra avoir présente à l'esprit la possibilité d'une fièvre intermittente dépendant de ce tempérament nerveux ou hystérique. — Mais le doute qui cherche à s'éclairer avec discernement doit se changer en certitude complète, si, comme chez quelques-uns des sujets dont nous avons relaté l'histoire, des symptômes nerveux s'ajoutent à l'accès, et que le sulfate de quinine ait été donné sans aucun résultat ; on administrera alors les antispasmodiques qui ont souvent facilement raison de cette affection dont la névrose hystérique seule fait toute la force. Ceci établi, il est bien entendu que toutes les fois qu'on n'aura pas affaire à une fièvre intermittente légitime, ce ne sera pas une raison pour admettre une fièvre intermittente dépendant du système nerveux. On sait, en effet, qu'il existe d'autres affections simulant aussi d'une façon frappante les fièvres paludéennes : ne rencontre-t-on pas assez fréquemment dans la pratique des pyrexies dont les accès périodiques bien marqués ne sont en réalité que la fièvre hectique d'une lésion viscérale ? La tuberculisation pulmonaire n'est-elle pas souvent accompagnée d'accès fébriles quotidiens ? Les maladies du cerveau et celles des organes urinaires ne sont-elles pas fréquemment aussi accompagnées d'un mouvement fébrile caractérisé par des intermittences parfaites ?

Pronostic.

Le pronostic, d'après ce que nous avons vu, est ordinairement peu grave, et si nous en exceptons l'observation consignée dans la thèse de Rullier et rapportée par M. Bouchut, observation où il y avait peut-être autre chose que de l'hystérie, jamais la maladie ne s'est terminée par la mort. Le devoir du médecin est donc dès qu'il a reconnu la véritable nature de la maladie de rassurer ceux qui sont autour de lui.

Traitement.

Le traitement se divise en traitement prophylactique et en traitement curatif : ce dernier consiste, la fièvre étant habituellement peu intense, à diriger ses efforts du côté des phénomènes réactionnels. C'est alors que, maniés habilement, les antispasmodiques peuvent être appelés à rendre de grands services. On se trouvera bien également des bains prolongés.

Dans la forme intermittente, on administrera le sulfate de quinine, comme on le fait du reste dans toutes les fièvres d'accès. Si celui-ci ne réussit pas, on emploiera les antispasmodiques. Quelquefois enfin, si le sujet est chloro-anémique, les toniques et les ferrugineux constituent un excellent mode de traitement.

Quant au traitement prophylactique de beaucoup le plus important, puisque la maladie est sujette à récidive et qu'il importe par conséquent d'en prévenir le retour, il comprend, comme pour le traitement prophylactique de l'hystérie elle-même, l'ensemble des moyens du ressort de l'hygiène physique et morale qui ont pour but, soit de soustraire le système nerveux aux causes diverses d'excitation ou d'épuisement, soit d'accroître la force de résistance que l'organisme est en mesure de leur opposer.

Les stimulants et les toniques, un exercice musculaire sagement réglé, les distractions et les voyages peuvent prévenir le développement ultérieur des accidents.

Conclusions.

Que des accidents fébriles puissent avoir lieu dans l'hystérie, c'est ce que personne ne peut mettre en doute aujourd'hui. Le fait est suffisamment prouvé par les différents auteurs que nous avons cités, les dénominations multiples adoptées par eux, état nerveux, nervosisme, névropathie, hystéricisme, excitabilité nerveuse, etc., se rapportant toutes à l'hystérie.

Mais ce qu'il nous paraît plus difficile d'établir, c'est la cause intime de ces accidents fébriles: dans l'état actuel de la science, il est impossible de la déterminer nettement.

Quelquefois cependant on a cru devoir la rapporter à une émotion morale vive, à un accouchement ou à une maladie aiguë antérieure, mais très-habituellement elle est restée inconnue. Tout ce qu'on est en droit d'avancer, c'est que, ces accidents fébriles étant produits, l'hystérie vient leur imprimer un cachet particulier en vertu duquel, bien que légers et ne donnant pas lieu, la plupart du temps, à une augmentation sensible de température, ils s'accompagnent de phénomènes de réaction extrêmement violents.

On comprend par là que le pronostic de cette fièvre ne soit jamais fâcheux, et que nous devions diriger les ressources de la thérapeutique plutôt contre ces phénomènes réactionnels que contre la fièvre elle-même qui n'offre aucun danger sérieux.

QUESTIONS.

Anatomie et histologie. — Articulations de la tête.

Physiologie. — De la sécrétion des larmes et des voies qu'elles parcourent pour arriver à l'extérieur.

Physique. — Hygrométrie. Effets de l'humidité de l'air; ses variations.

Chimie. — Des combinaisons de l'arsenic et de l'antimoine avec l'oxygène; préparations et propriétés de ces combinaisons.

Histoire naturelle. — Caractères généraux des poissons : leur classification. Des poissons électriques, des poissons toxicophores. Des huiles de foie de poissons (morue, raie, squale, etc.). De l'ichthyocolle, ou colle de poisson.

Pathologie externe. — Du traitement des luxations compliquées de fractures.

Pathologie interne. — Des pneumonies secondaires.

Pathologie générale. — De l'influence des âges dans les maladies.

Anatomie pathologique. — Étude anatomique de la thrombose.

Médecine opératoire. — Du cathétérisme de la trompe d'Eustache.

Pharmacologie. — De l'éther employé pour la préparation des teintures éthérées. Comment prépare-t-on celles-ci? Quelles sont celles qui sont les plus employées ? Quels sont les principes que l'éther enlève aux plantes ?

Thérapeutique. — De la dose médicamenteuse suivant les âges et les diverses conditions individuelles.

Hygiène. — De la densité et de la raréfaction de l'air dans leurs effets sur l'organisme.

Médecine légale. — Quels sont les moyens à employer pour prendre l'empreinte des traces de pieds sur la boue, la neige, etc.

Accouchement. — De la grossesse extra-utérine.

Vu : bon à imprimer,
LASÈGUE, *président.*

Permis d'imprimer,
Le Vice-recteur de l'Académie de Paris,
A. MOURIER.

Paris. — Imprimerie de Cusset et Ce, rue Racine, 26.

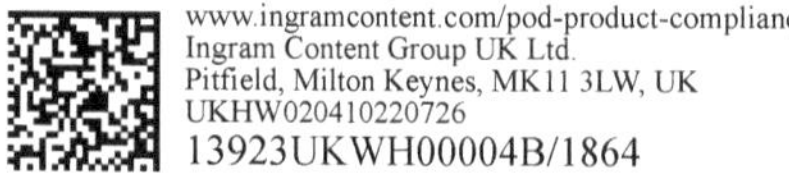
www.ingramcontent.com/pod-product-compliance
Ingram Content Group UK Ltd.
Pitfield, Milton Keynes, MK11 3LW, UK
UKHW020410220726
13923UKWH00004B/1864

9 782019 259389